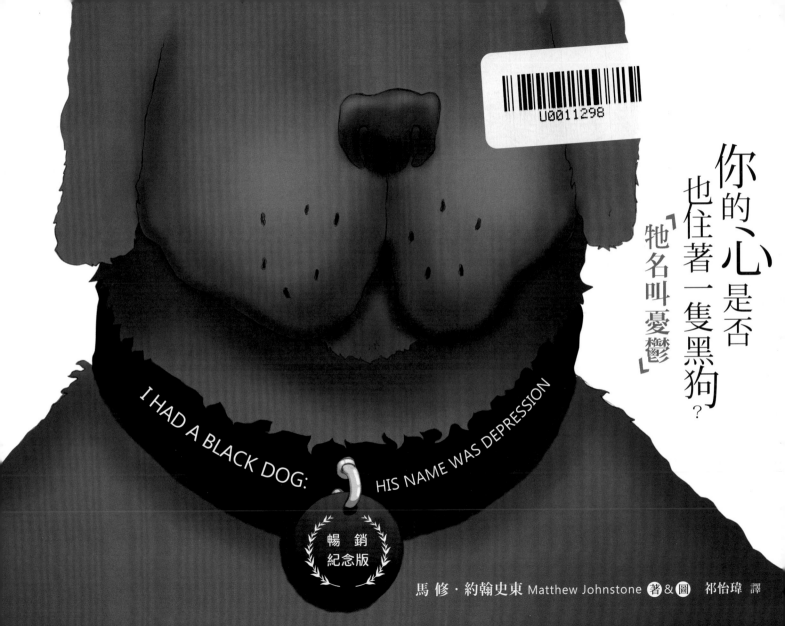

你的心是否也住著一隻黑狗？

牠名叫憂鬱

I HAD A BLACK DOG: HIS NAME WAS DEPRESSION

暢銷
紀念版

馬修‧約翰史東 Matthew Johnstone 著&圖　　祁怡瑋 譯

代序

憂鬱症會以不同的樣貌呈現，許多人的人生備受其擾。儘管百分之一到二的孩童有可能罹患，但在多數案例中，憂鬱症好發於青春期之始。大約四名女性中有一人、七至八名男性中有一人，一生當中某些時刻會經歷憂鬱症，女性比男性更容易罹患，機率高出兩倍。

研究顯示，罹患憂鬱症時，大腦某些化學元素以及腦細胞互相傳遞訊息的方式產生了變化。動物在某些時期會承受各種壓力，而我們知道牠們的大腦一樣會產生變化，牠們也有情緒低落的表現。從這個角度來看，憂鬱症可以被視為大腦的一種狀態。大腦一旦進入這種狀態，我們的思緒、情緒和行為將隨之受到影響。憂鬱症並不可恥，事實上，想從各方面改善憂鬱症，有許多方法可以嘗試。

馬修・約翰史東帶我們走過他自身的經歷，以「黑狗」的形象將憂鬱症具體化。無獨有偶，邱吉爾也採用過這個辭彙。透過溫暖窩心又深刻雋永的圖畫，馬修揭露了他的療癒之旅。他感人的描述足以喚醒我們對憂鬱症這個狀態的同理心，更藉此幫助我們找到嶄新的希望，努力解決問題。

若能將「黑狗」單純視為一件「發生在你身上的事」，而非「你的真面目」，將助你用有建設性的態度看待憂鬱症。如果你陷入憂鬱，不妨試著向或許能夠幫助你的人求援。本書最後也列了一些能提供幫助的網站。

保羅・吉爾伯特（Paul Gilbert）
德比大學臨床心理學系教授
德比郡心理衛生信託基金會成人心理健康部主任委員

謝辭

　　我決定創作這本書，主要不是要當作一本自助書，而比較是想具象地表達什麼叫做罹患憂鬱症。我不是心理學家、心理醫生或這個領域的專家，只是擁有罹患這種可怕疾病的不幸經歷。我不帶情感地稱它為「黑狗」，選擇以黑狗作為這種疾病的形象大使。牠是一隻無所不在、扯你後腿的惡犬，牠的威力滲透一切，絕無遺漏，就像一滴掉進一杯清水中的墨水。我但願你能和伴侶、父母、手足、朋友、甚至醫生與諮商師分享本書，這是一件具象化的工具，或許能幫助你表達你或某個你認識的人正在經歷什麼。

　　我想謝謝所有在本書製作過程中支持我的人。謝謝妳，我的好太太安絲莉（Ainsley），妳總是陪在我身邊，給我無條件的愛、耐心、幽默與支持。謝謝我的女兒艾比（Abby）帶給我這麼多喜悅，妳無疑是我最好的天然抗憂鬱劑。謝謝我親愛的家人和朋友給我這麼多的愛、鼓勵和支持。謝謝我的經紀人皮帕・梅森（Pippa Masson）、斐歐娜・英吉利斯（Fiona Inglis）、路易絲・索特爾（Louise Thurtell）和柯爾提斯・布朗經紀公司（Curtis Brown）的同仁，願意對這個出版計劃寄予信心，並且把我簽了下來。謝謝吉兒・魏壬（Jill Wran）將我介紹給柯爾提斯・布朗。謝謝一流的出版人艾力克斯・克雷格（Alex Craig）和泛・麥克米倫出版社（Pan Macmillan）的同仁有勇氣買下版權並製作本書。謝謝葛登・帕克教授（Professor Gordon Parker）和黑狗協會（Black Dog Institute）的同仁，以及他們所做的美好工作。葛登，你的信念、支持與熱情使本書開花結果。曼德倫設計公司（Mandarn Design）的安妮・舒瓦貝爾（Annie Schwebel），十分感謝妳提

供一間工作室讓我盡情揮灑，也謝謝妳的鼓勵、在創作上的建議和在技術上的指教。謝謝大衛·胡頓（David Hutton）的支持，以及他有關 InDesign 的應用知識。謝謝凱瑟琳·艾爾（Kathrin Ayer）花時間教我如何用 Photoshop 繪圖。謝謝 M&C Saatchi 廣告行銷公司幫我架設了 www.ihadablackdog.com 這個網站。最後，我也要對黑狗勉強獻上小小的謝意，沒有你就沒有這本書，壞狗！！！

　　每個人的復原之路都不盡相同。如果你正在閱讀本書，而且你的人生中也有隻黑狗，千萬、千萬不要放棄奮鬥，黑狗是可以打敗的。一如邱吉爾所言：「如果你正在穿越地獄，那就繼續向前行。」願你得到平靜，找到我們都值得擁有的生活品質與密度。

馬修·約翰史東（Matthew Johnstone）

回首過去，從二十歲出頭開始，
黑狗就在我的人生中來來去去。

每當牠大駕光臨，我便感到空虛，
人生彷彿停滯不前。

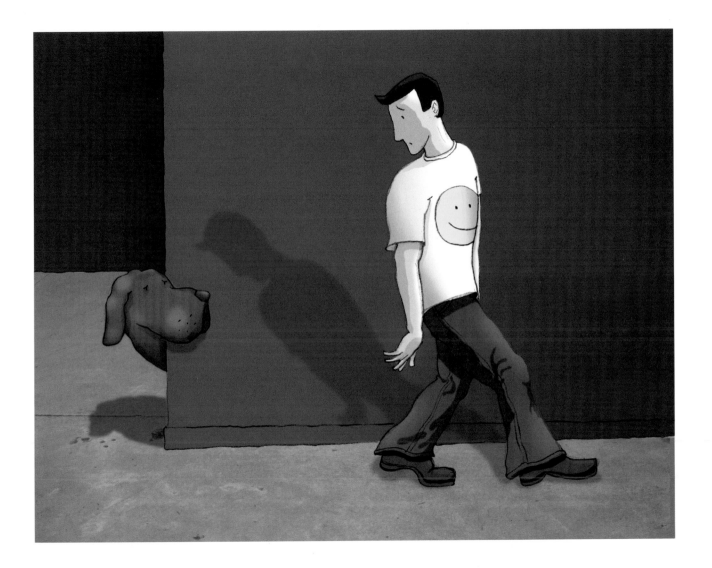

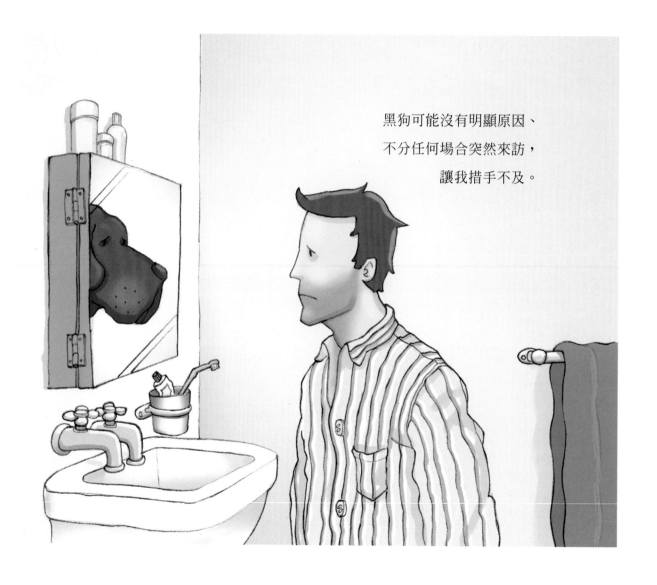

黑狗可能沒有明顯原因、
不分任何場合突然來訪，
讓我措手不及。

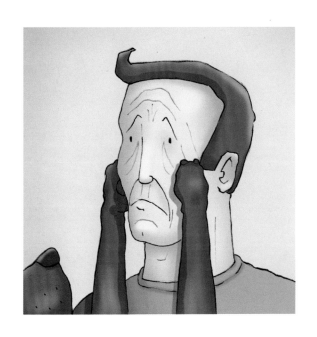

牠可能讓我看起來、感覺起來比實際年齡老。

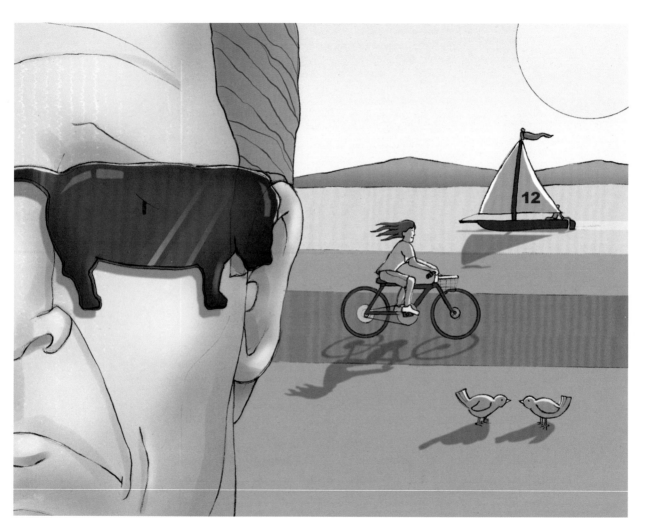

當所有人都在享受人生，而我只能透過黑狗看這個世界。

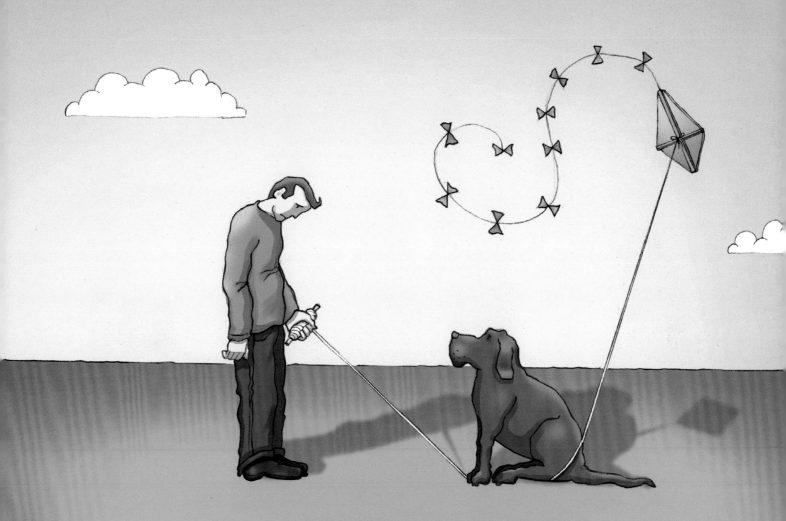

通常能讓我心情愉快的活動再也不好玩了。

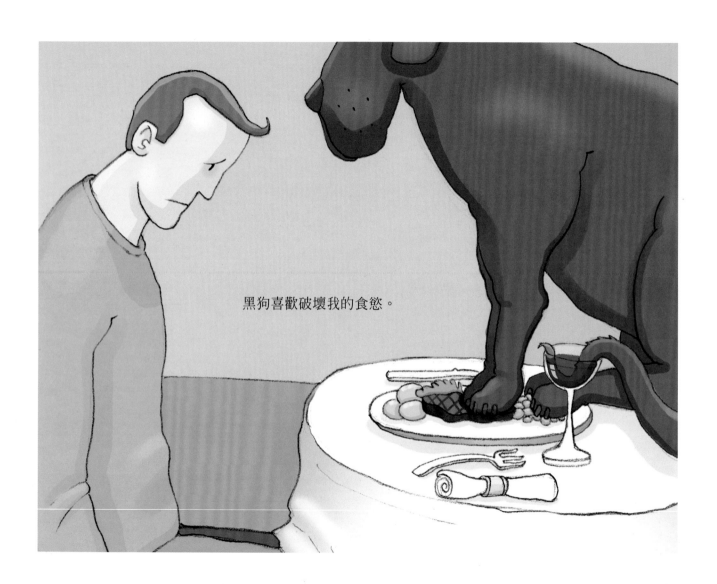

黑狗喜歡破壞我的食慾。

牠啃噬我的記憶力及專注力。

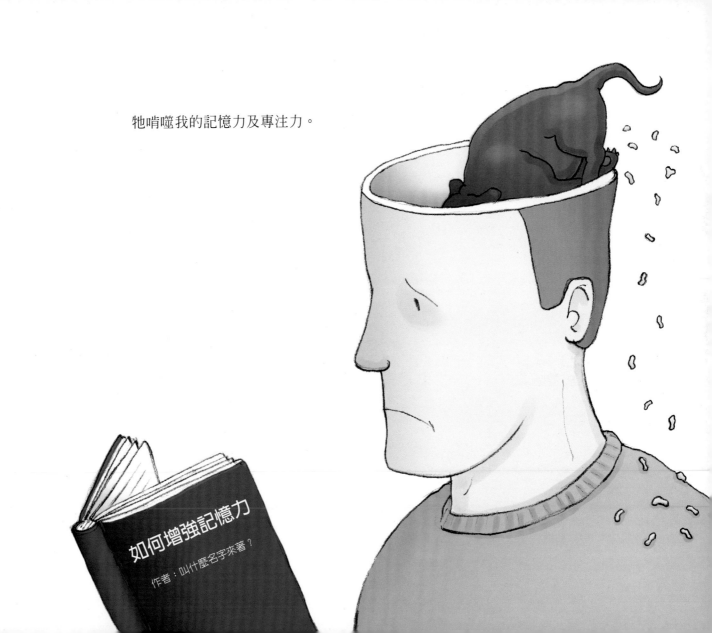

如何增強記憶力

作者：叫什麼名字來著？

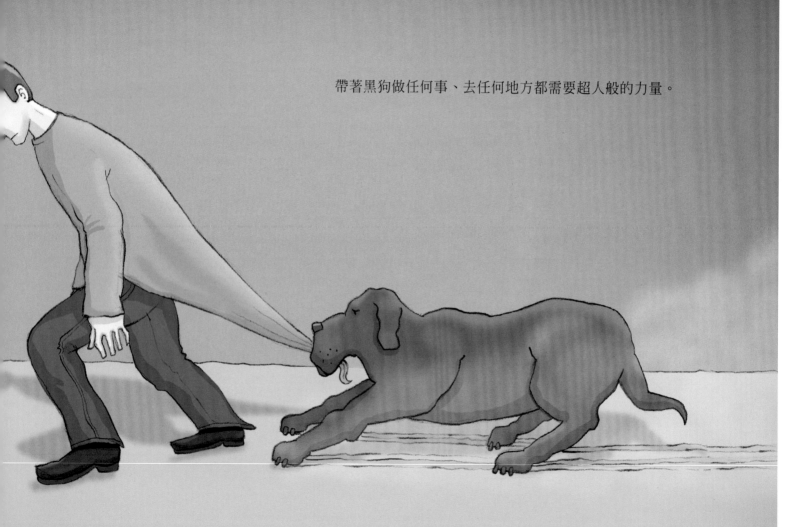

帶著黑狗做任何事、去任何地方都需要超人般的力量。

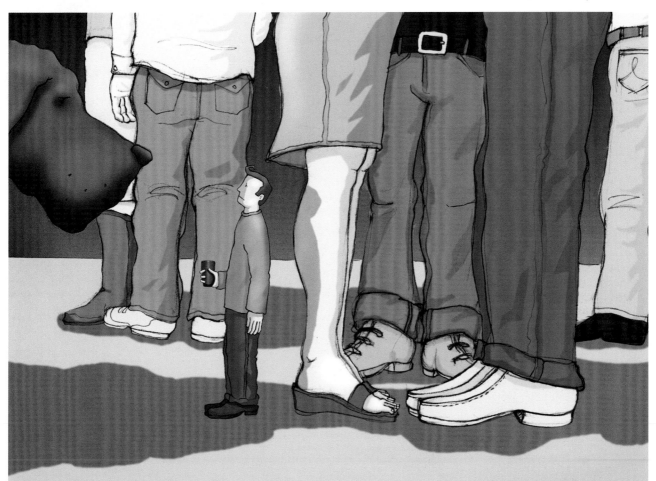

要是黑狗跟著我去社交場合，牠會嗅出我的自信躲在哪，然後窮追不捨把它趕跑。

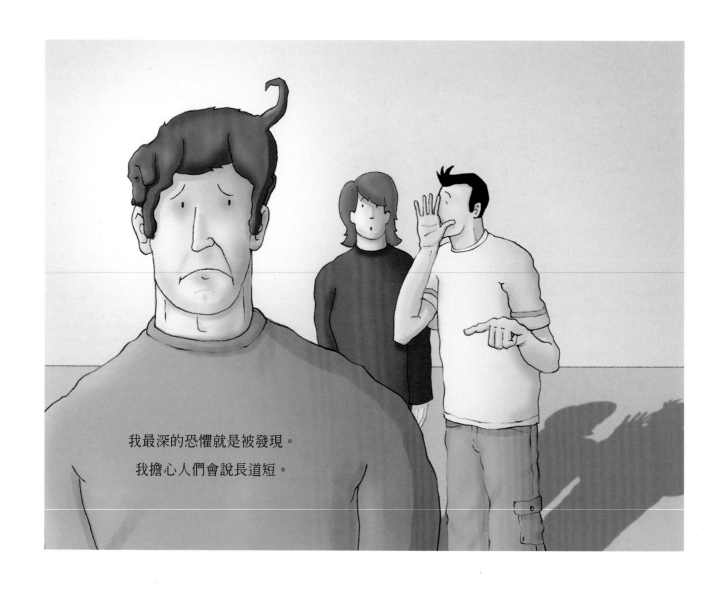

基於黑狗的污名與人們看待牠的異樣眼光，

無論在家或在外，我成為演技一流的自我掩飾好手。

掩飾自己的情緒不可思議地勞神費力，就像想要掩飾癲癇、心臟病或糖尿病。

黑狗會讓我說出負面的話。

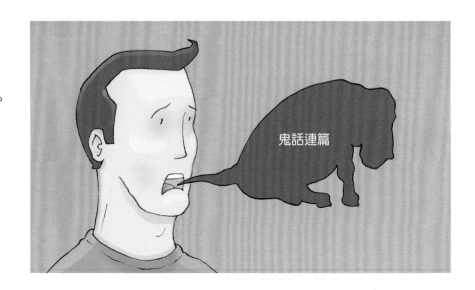

鬼話連篇

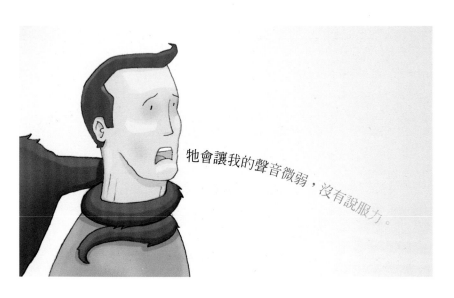

牠會讓我的聲音微弱，沒有說服力。

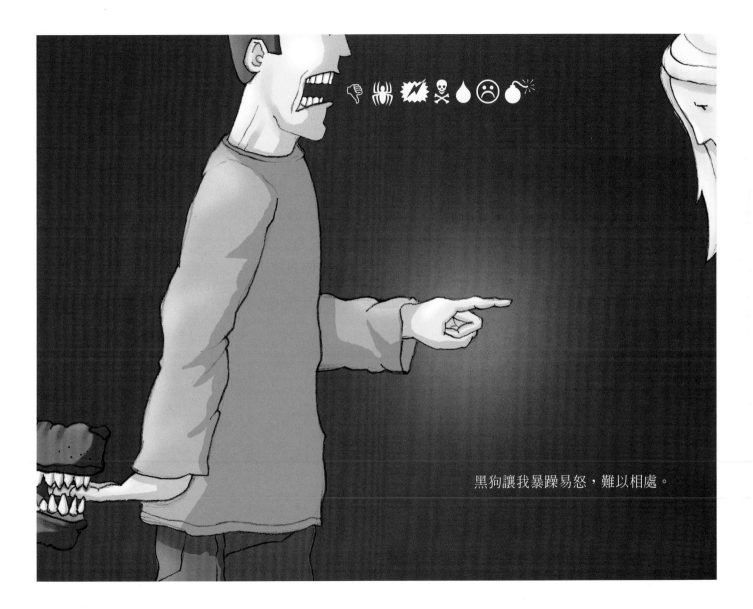

黑狗讓我暴躁易怒，難以相處。

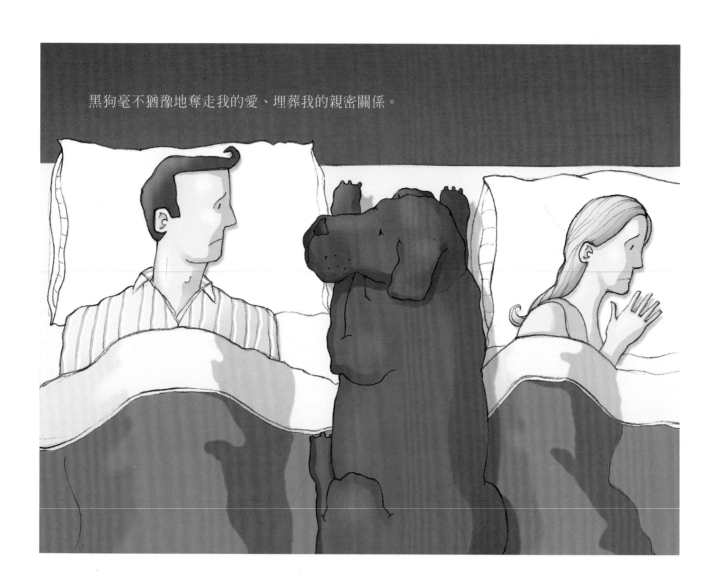

黑狗毫不猶豫地奪走我的愛、埋葬我的親密關係。

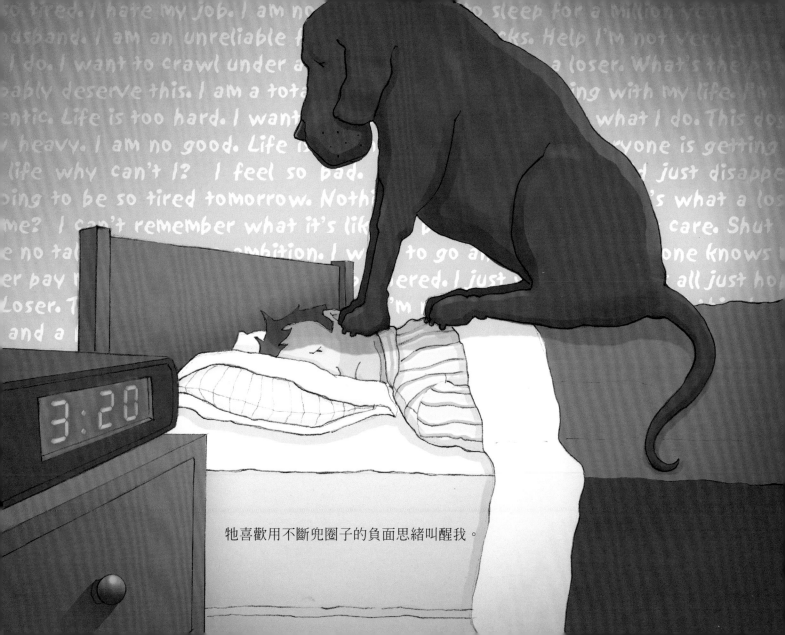

牠喜歡用不斷兜圈子的負面思緒叫醒我。

人生中有一隻黑狗的意思

並非只是心情不好、有點難過或有些沮喪而已。

最糟糕的狀況是，你變得什麼感覺也沒有。

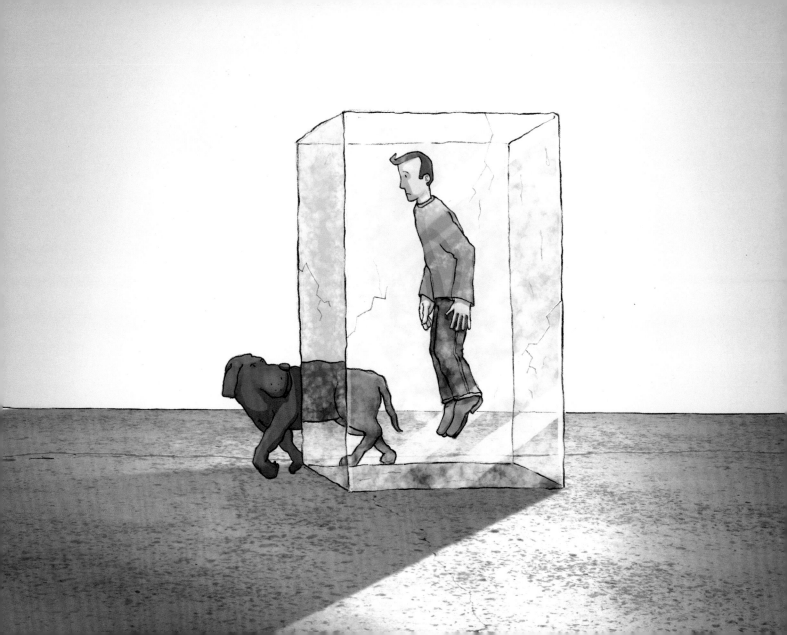

年復一年，黑狗越長越大，
而且隨時隨地如影隨形。

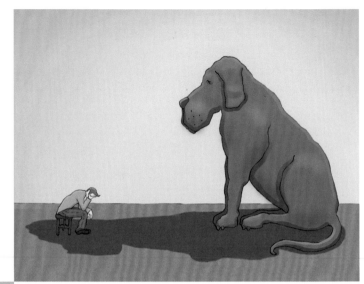

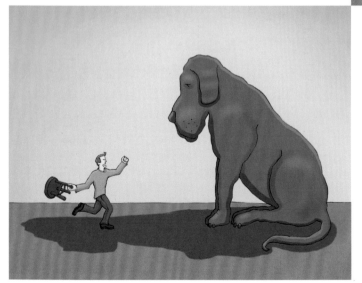

我會說：夠了！！！
然後用任何我認為能趕走牠的東西攻擊牠。

但結果往往是牠反過來踩在我頭上。

我越來越容易被擊垮，越來越難再站起來。

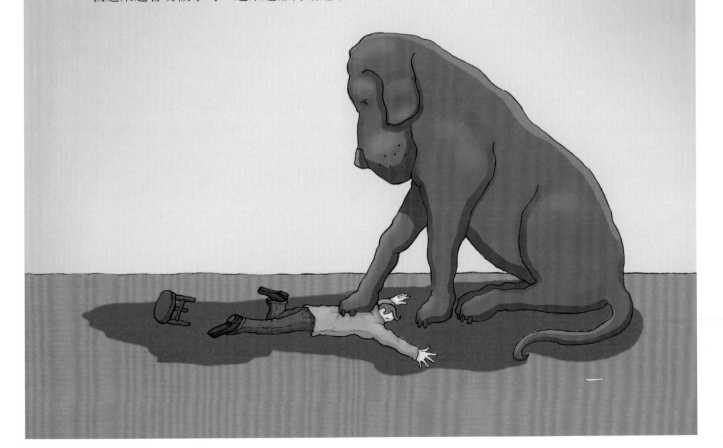

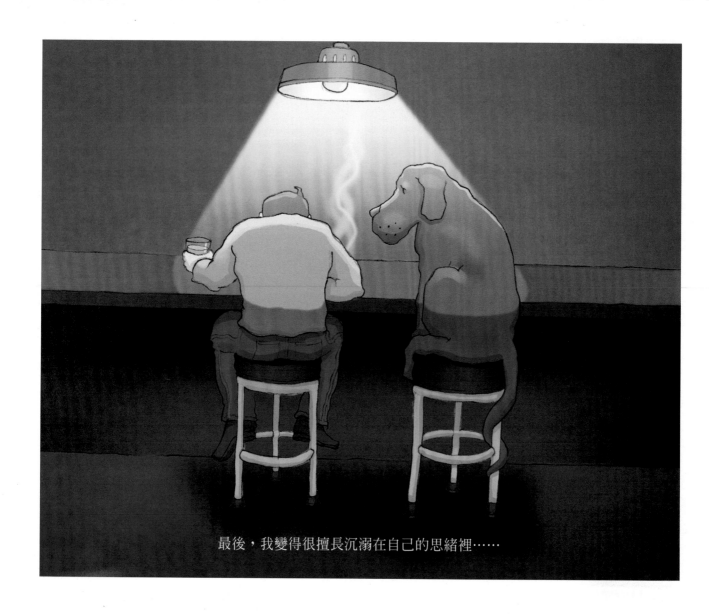

最後，我變得很擅長沉溺在自己的思緒裡……

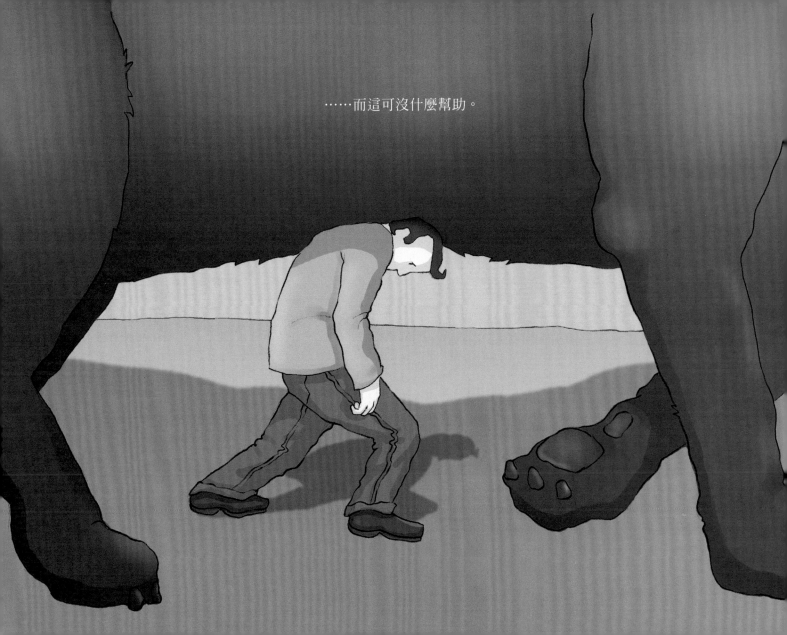

……而這可沒什麼幫助。

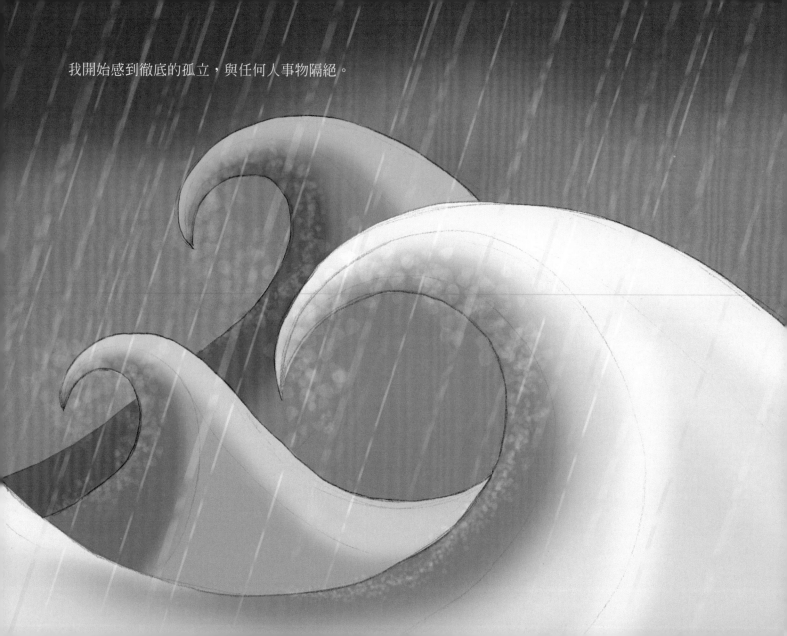

我開始感到徹底的孤立，與任何人事物隔絕。

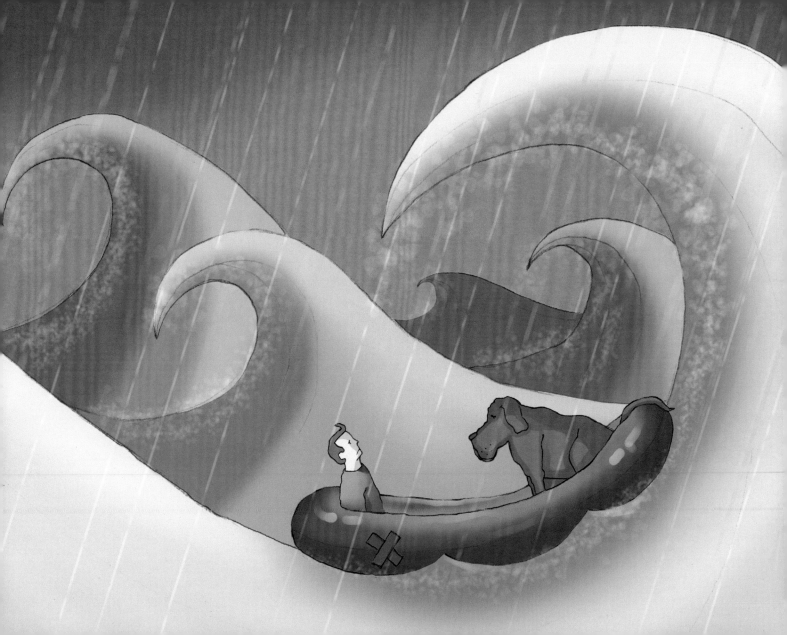

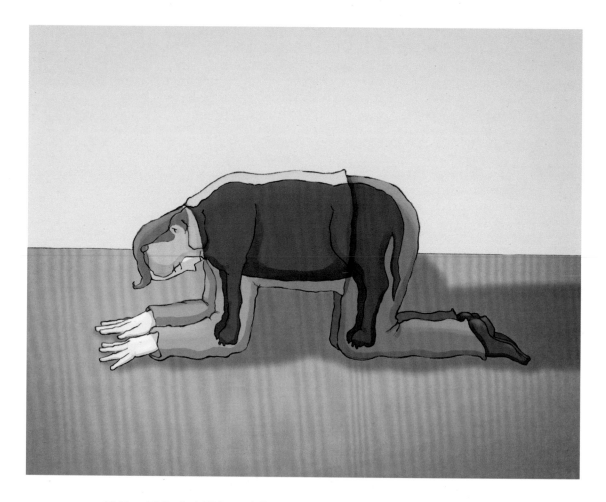

終於，黑狗成功綁架了我的人生，讓我倒地不起，無心活下去。

差不多是尋求專業協助、接受醫療診斷的時候了。

這是邁向康復的第一步，也是我人生的一大轉捩點。

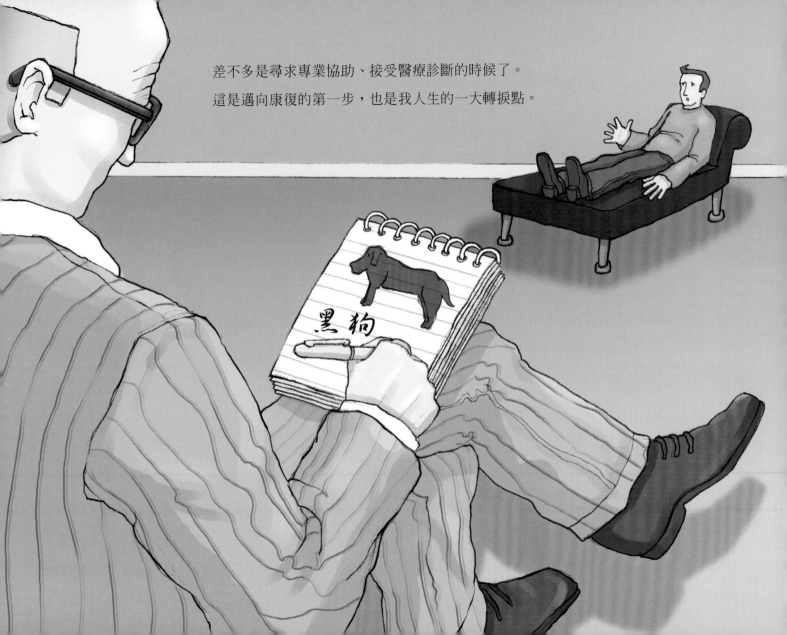

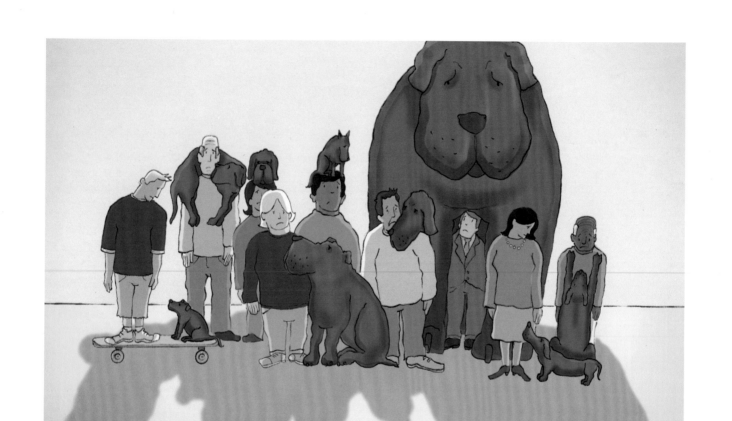

我發現黑狗有很多不同的品種,影響著成千上萬各式各樣的人們。

黑狗之前,人人平等。

我得知有很多不同的療法，
也明白到沒有特效藥。

藥物對某些人的療程而言是必須的，
但有些人需要的可能是整套截然不同的方法。

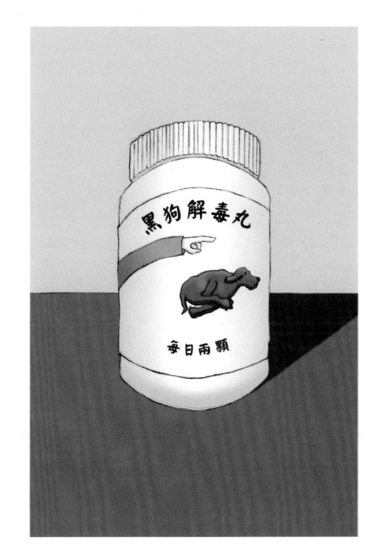

黑狗讓我相信一旦告訴任何人有關牠的事，
我就會遭受議論。真相是，對好友和家人
坦露心事正是你所需要的救生圈。

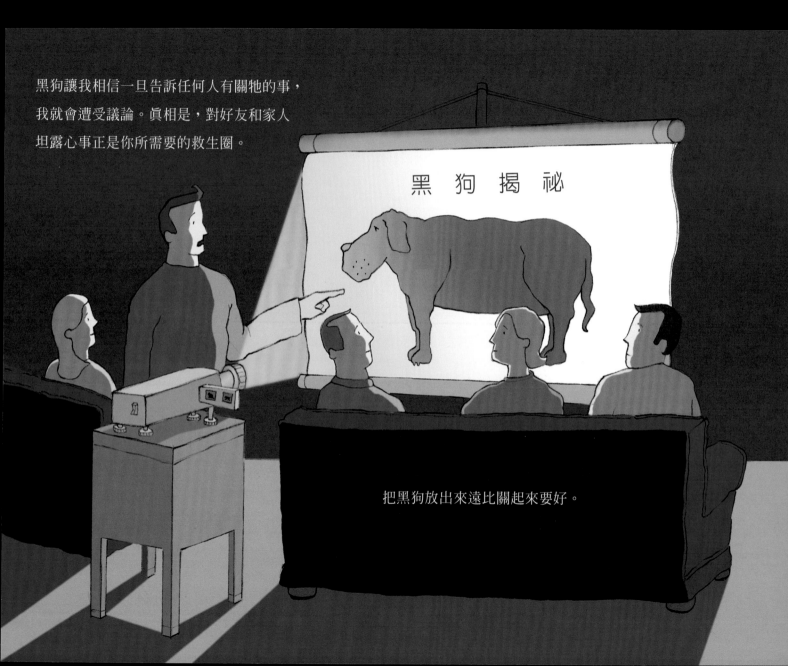

黑 狗 揭 祕

把黑狗放出來遠比關起來要好。

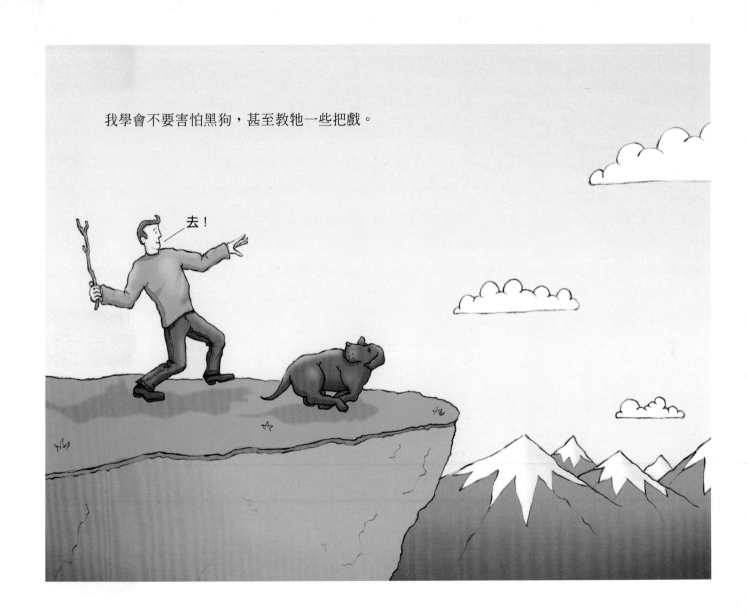

壓力和疲勞是黑狗的食糧，

你的壓力越大，牠的叫聲越洪亮。

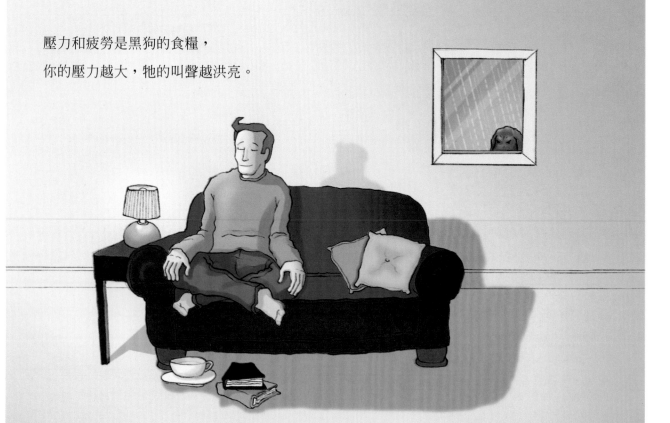

學會如何徹底放鬆並讓思緒平靜是很重要的。

瑜伽、冥想和親近大自然都有助於把黑狗擋在門外。

黑狗又胖又懶，牠最希望你躺在床上自艾自憐了。

牠討厭運動，因為運動讓你心情變好。

你最不想動的時候，就是最該動一動的時候。

所以，去散散步或跑跑步，把那隻笨狗甩在後面吧！

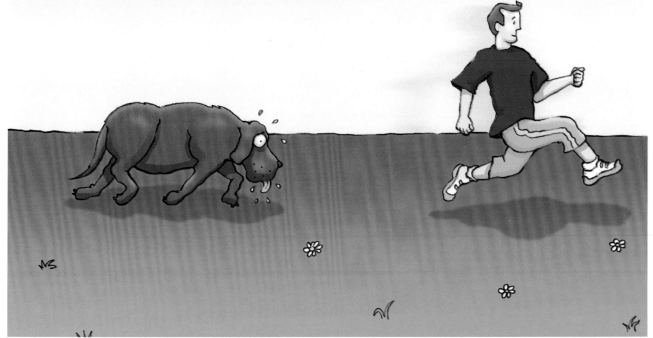

寫情緒日誌可能很有用。

把思緒形諸文字能讓你感到如釋重負，

往往也會讓你看得更透徹。

設計一些符號來為每天的感受分等級，

是追蹤黑狗一個不錯的辦法。

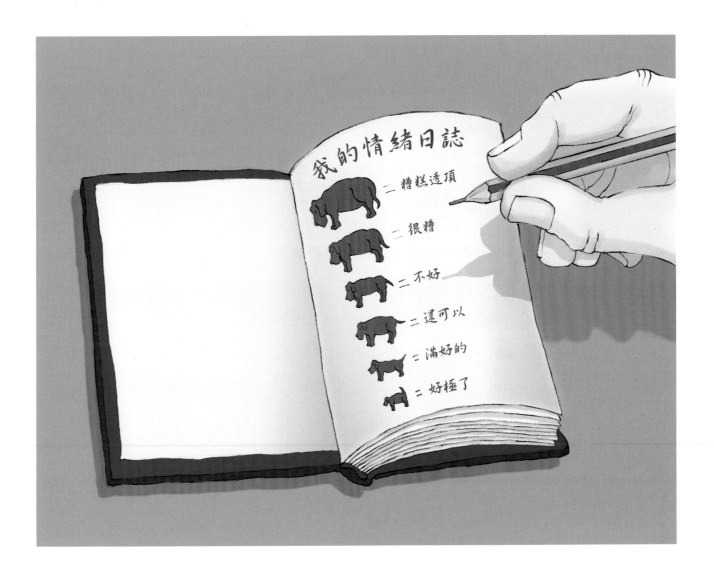

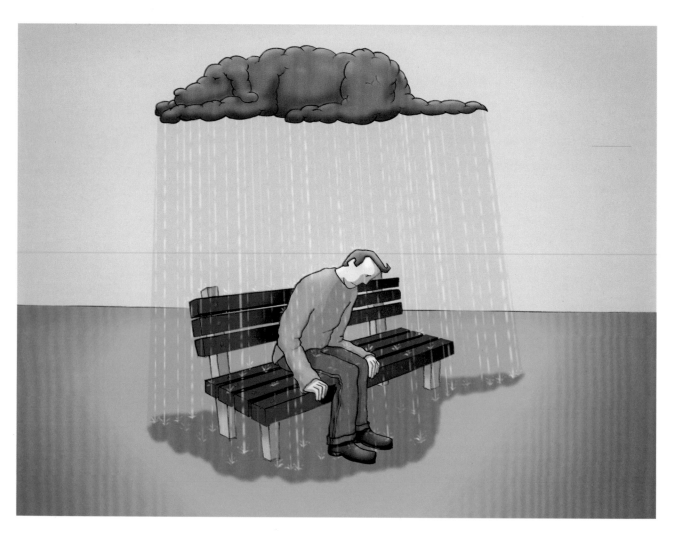

務必切記無論情況多糟……

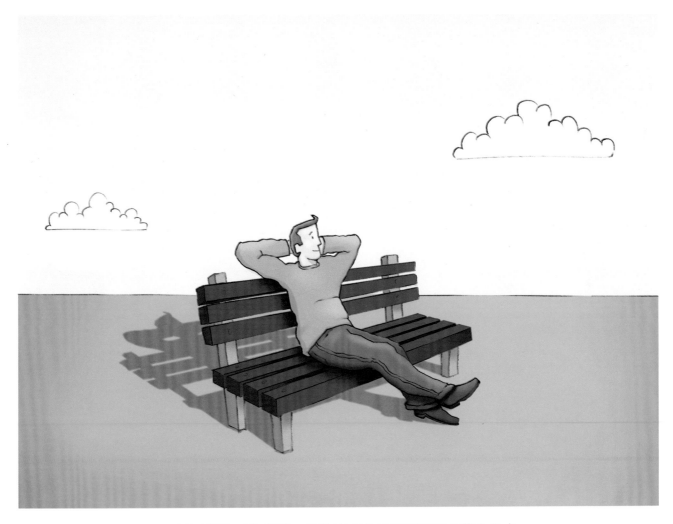

……只要採取正確步驟，黑狗密布的日子可以而且將會過去。

我可不會說我很感謝黑狗出現在我的人生中，
但我因爲牠所失去的東西，已經從別的地方得回來了。

牠迫使我重新評估人生，並且過得更簡單。

牠教我與其逃避，不如承認問題的存在，甚至擁抱它。

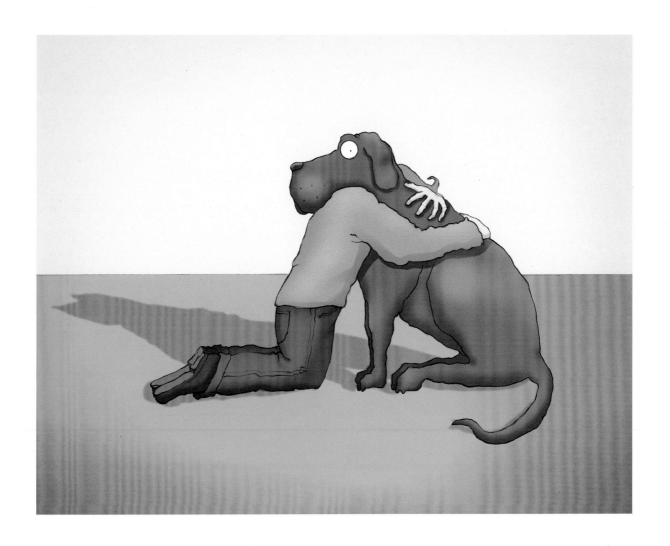

黑狗或許將永遠是我人生的一部分，

但我已明白藉由耐心、幽默、對黑狗的認識與訓練，

最凶惡的黑狗都能被馴服。

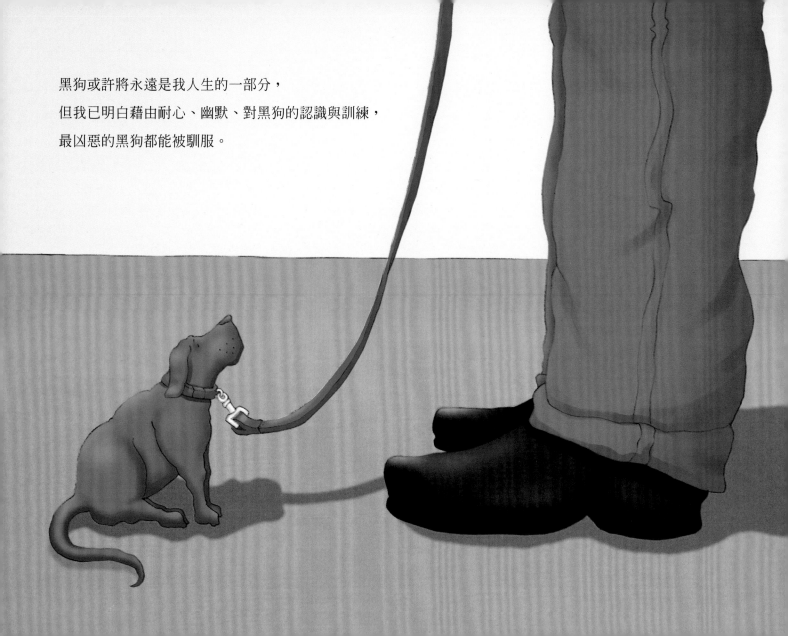

新 的 開 始

延伸閱讀

喬‧卡巴金（Jon Kabat-Zinn）著／《當下，繁花盛開》（Wherever You Go, There You Are: Mindfulness Meditation In Everyday Life）／2008年／心靈工坊。

宮島賢也 著／《讓憂鬱變微笑的20個好習慣：精神科醫師治好自己憂鬱症的快樂練習》（医者の私が薬を使わず「うつ」を消し去った20の習慣）／2014年／大樹林出版社。

田中圭一 著／《脫憂鬱 那些走出憂鬱隧道的人們教我的事》（うつヌケ うつトンネルを抜けた人たち）／2017年／台灣角川。

Dealing with Depression: A Commonsense Guide to Mood Disorders by Gordon Parker（Allen & Unwin, 2004）。

Depression Fallout: The Impact of Depression on Couples and What You Can Do to Preserve the Bond by Anne Sheffield（HarperCollins Publishers, 2003）。

Natural Prozac: Learning to Release Your Body's Own Anti-Depressants by Dr Joel Robertson with Tom Monte（HarperCollins Publishers, 1998）。

Overcoming Depression: A self-help guide using Cognitive Behavioural Techniques by Paul Gilbert（Robinson, 2009）。

Undoing Depression: What Therapy Doesn't Teach You and Medication Can't Give You by Richard O'Connor, PhD.（Berkley Trade, 1997）。

網路資源

中華民國家庭照顧者關懷總會 http://www.familycare.org.tw

台灣憂鬱症防治協會 http://www.depression.org.tw

張老師全球資訊網 http://www.1980.org.tw

生命線協會 SOS救命網 http://www.sos.org.tw

臺北市立聯合醫院松德院區 http://tpech.gov.taipei/mp109201/default.aspx

衛理協談中心 http://church.oursweb.net

台灣心理諮商資訊網 http://www.heart.net.tw

心靈園地 http://www.psychpark.org

社團法人中華忘憂草身心健康促進協會 http://www.facebook.com/promotehappiness

台灣狗醫生（寵物輔助治療）http://www.doctordog.org.tw

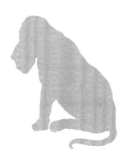

Text and illustrations Copyright © Matthew Johnstone 2005

This edition arranged with Curtis Brown Group Ltd. Through Andrew Nurnberg Associates International Limited

眾生系列　JP0047X

你的心是否也住著一隻黑狗？牠名叫憂鬱〔暢銷紀念版〕

作者、繪圖／馬修・約翰史東
譯　　者／祁怡瑋
責任編輯／陳怡安
業　　務／顏宏紋

總　編　輯／張嘉芳
出　　版／橡樹林文化
　　　　　城邦文化事業股份有限公司
　　　　　台北市民生東路二段141號5樓
　　　　　電話：(02)25007696　傳真：(02)25001951
發　　行／英屬蓋曼群島家庭傳媒股份有限公司城邦分公司
　　　　　台北市民生東路二段141號2樓
　　　　　客服服務專線：(02)25007718；(02)25001991
　　　　　24小時傳真專線：(02)25001990；(02)25001991
　　　　　服務時間：週一至週五上午09:30～12:00；下午13:30～17:00
　　　　　劃撥帳號：19863813；戶名：書虫股份有限公司
　　　　　讀者服務信箱：service@readingclub.com.tw
　　　　　城邦讀書花園網址：ww.cite.com.tw
香港發行所／城邦（香港）出版集團有限公司
　　　　　香港灣仔駱克道193號東超商業中心1樓
　　　　　電話：(852)25086231　傳真：(852)25789337
　　　　　E-mail：hkcite@biznetvigator.com
馬新發行所／城邦（馬新）出版集團【Cite (M) Sdn Bhd(458372U)】
　　　　　41,Jalan Radin Anum,Bandar Baru Sri Petaling,
　　　　　57000 Kuala Lumpur,Malaysia.
　　　　　電話：(603)90578822　傳真：(603)90576622
　　　　　E-mail：cite@cite.com.my

版面構成／歐陽碧智
封面完稿／Tommy
印　　刷／中原造像股份有限公司

初版一刷／2010年3月
二版三刷／2022年5月
ISBN／978-986-6409-14-1
定價／280元

城邦讀書花園
www.cite.com.tw

國家圖書館出版品預行編目資料

你的心是否也住著一隻黑狗？牠名叫憂鬱〔暢銷紀念版〕
／馬修・約翰史東（Matthew Johnstone）著．繪圖；祁怡瑋
譯. -- 二版. —臺北市：橡樹林文化，城邦文化出版：家庭傳
媒城邦分公司發行，2019. 05
　面；　公分. --（眾生系列：JP0047X）
譯自：I Had A Black Dog:His Name was Depression
ISBN 978-986-6409-14-1（平裝）

1.憂鬱症　2.通俗作品

415.985　　　　　　　　　　　　　　　　　99002432